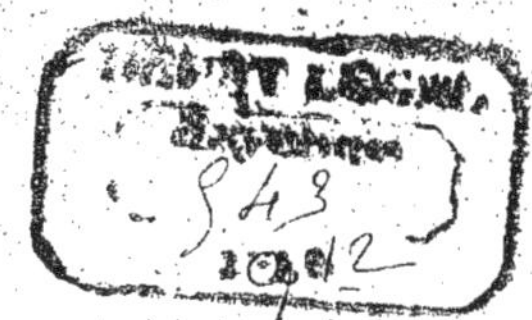

VI<sup>e</sup> Congrès International d'Electrologie et de Radiologie Générales et Médicales qui a eu lieu à Prague (Autriche-Bohême) du 3 au 8 octobre 1912



# NOUVEAU TRAITEMENT
## DES
# MALADIES FONCTIONNELLES DU SYSTÈME NERVEUX

AU MOYEN DE L'ÉLECTRO-ANESTHÉSIE
EXPÉRIMENTALEMENT DÉMONTRÉ DANS LA 1re ET LA 8e SÉANCE
DU CONGRÈS DE PRAGUE

PAR

**Le Docteur Ramon Araya ECHEVERRIA**

Auteur de la découverte des Lois physico-physiologiques de l'Électro-anesthésiologie (1880-1882).
Auteur de la découverte de la Circulation propre qui existe dans le système nerveux et le cerveau humain (1880-1912).
Inventeur et constructeur de l'instrument de précision gradué électro-anesthésique pour démontrer, mesurer et régulariser la direction et la tension de cette circulation, la corriger et la rétablir dans ses perturbations fonctionnelles.
Délégué spécial du Suprême Gouvernement de la République du Chili (Amérique du Sud) au VI<sup>e</sup> Congrès International d'Électrologie et de Radiologie Générales et Médicales qui a eu lieu à Prague (Autriche-Bohême) du 3 au 8 octobre 1912.

PARIS
VIGOT FRÈRES, ÉDITEURS
23, PLACE DE L'ÉCOLE-DE-MÉDECINE, 23

1912

# NOUVEAU TRAITEMENT

DES

# MALADIES FONCTIONNELLES DU SYSTÈME NERVEUX

AU MOYEN DE L'ÉLECTRO-ANESTHÉSIE

EXPÉRIMENTALEMENT DÉMONTRÉ DANS LA 1re ET LA 8e SÉANCE

DU CONGRÈS DE PRAGUE

VIe Congrès International d'Electrologie et de Radiologie Générales et Médicales
qui a eu lieu à Prague (Autriche-Bohême) du 3 au 8 octobre 1912

# NOUVEAU TRAITEMENT

DES

## MALADIES FONCTIONNELLES DU SYSTÈME NERVEUX

AU MOYEN DE L'ÉLECTRO-ANESTHÉSIE
EXPÉRIMENTALEMENT DÉMONTRÉ DANS LA 1re ET LA 8e SÉANCE
DU CONGRÈS DE PRAGUE



PAR

**Le Docteur Ramon Araya ECHEVERRIA**

Auteur de la découverte des Lois physico-physiologiques de l'Électro-anesthésiologie (1880-1882).
Auteur de la découverte de la Circulation propre qui existe dans le système nerveux
et le cerveau humain (1880-1912).
Inventeur et constructeur de l'instrument de précision gradué électro-anesthésique
pour démontrer, mesurer et régulariser la direction et la tension de cette circulation,
la corriger et la rétablir dans ses perturbations fonctionnelles.
Délégué spécial du Suprême Gouvernement de la République du Chili (Amérique du Sud)
au VIe Congrès International d'Électrologie et de Radiologie Générales et Médicales
qui a eu lieu à Prague (Autriche-Bohême) du 3 au 8 octobre 1912.

PARIS
VIGOT FRÈRES, ÉDITEURS
23, PLACE DE L'ÉCOLE-DE-MÉDECINE, 23

1912

# TABLE

## I. — Note du Comité d'organisation du VI^e Congrès d'Électrologie médicale de Prague au suprême Gouvernement du Chili, lui demandant d'envoyer à Prague le D^r Ramon Araya Echeverria comme délégué officiel du Chili.

---

VI^e CONGRÈS INTERNATIONAL
D'ÉLECTROLOGIE ET DE RADIOLOGIE MÉDICALES,
26-31 juillet 1912,
à Prague.

---

*Secrétaire général :* Mudr. E.-D. SLAVIK,
Ovocny trh, 11, Prague.

A Son Excellence
Monsieur le Premier Ministre
du Gouvernement de la République de Chili.

Votre Excellence,

Le Comité d'organisation du VI^e Congrès International d'Électrologie et de Radiologie Médicales qui se tiendra à Prague (Bohême, Autriche) les 26-31 juillet 1912, *ose prier Votre Excellence de vouloir bien nommer M. le D^r Ramon Araya Echeverria de Santiago de Chile délégué officiel de la République au Congrès.*

M. le D^r Araya Echeverria qui est une des gloires du monde scientifique a annoncé au Congrès une communication très importante. Comme la nomination de

M. le Dr Araya Echeverria délégué officiel donnerait plus de brillant, et à la République et au Congrès, le Comité d'organisation ose prier Votre Excellence de daigner nommer M. le Dr Echeverria délégué officiel de la République de Chile.

Dans la conviction que Votre Excellence ne trouvera pas notre sollicitation immodeste, nous La prions d'agréer notre considération distinguée.

Conseiller de la Cour Impériale et Royale
Recteur de l'École Polytechnique supérieure.

Signé : Dr Jules Stoklasa,
*Président.*

Signé : Mudr. E. D. Slavik,
*Secrétaire Général.*

Prague, le 18 mai 1912.

---

II. — **Réponse télégraphique de Monsieur le** *Ministre de l'Instruction Publique du Chili*, **accordant la délégation sollicitée.**

---

RÉPUBLIQUE DU CHILI

**Ministère de l'Instruction Publique**

« Santiago, le 1er juillet 1912.

« M. S. Stoklasa,

« Yeenische Hochschule.

« Praga.

« Doctor Araya Echeverria *Commissioned.*

« Leaves Valparaiso to-morrow Through Magellan, he may arrive in time or day later.

« Signé : Minister of Education. »

III. — **Note de M. le Ministre de l'Instruction publique du Chili, donnant avis au Dr Ramon Araya Echeverria de la demande dont il vient d'être l'objet.**

---

RÉPUBLIQUE DU CHILI

**Ministère de l'Instruction Publique**

N° 848

Santiago, le 1er juillet 1912.

Ce Ministère a reçu la note du 18 mai dernier, signée du Président et du Secrétaire du Comité organisateur du VIe Congrès International d'Electrologie et de Radiologie médicales, dans laquelle on demande au Gouvernement de la République de vouloir bien vous déléguer au Congrès, comme étant un représentant distingué de la science, soit à cause des bienfaits que cette science retirera de votre concours, soit à cause de l'éclat que votre présence peut faire rejaillir sur notre Nation.

Puisqu'il s'agit d'un Congrès si particulier, qui s'occupe de sujets si spéciaux, dont vous avez fait pendant toute votre vie l'objet de vos investigations, le soussigné n'a pas hésité à vous confier cette délégation à titre spécial, comme le porte le décret n° 2610, daté de ce jour, et non à titre de délégué officiel du Gouvernement du Chili ; parce que ce Gouvernement n'a pas été invité suivant la forme usitée pour ces sortes de Congrès, c'est-à-dire par l'intermédiaire de la Légation de la République à Vienne ou de la Légation que Sa Majesté l'Empereur d'Autriche a accréditée dans cette capitale.

Mais la Délégation qui vous est ainsi confiée suffit largement à répondre à tout ce qui sera nécessaire, soit pour que vous puissiez travailler au progrès de la science, comme le déclare la dite note du Comité, soit pour répondre à la délicate attention de ce même Comité.

En cas que vous ne puissiez pas arriver à temps au Congrès, à cause du peu de jours qui nous en séparent, vous pourrez toujours, dans la ville de Prague, mettre les médecins et autres savants spécialistes, au courant des expériences que vous pouvez produire et des découvertes que vous avez réalisées, comme vous me l'avez déclaré, attendu que le Président du Congrès, le Dr Don Julius Stoklasa, Membre du Conseil de Sa Majesté l'Empereur et Roi, est Directeur de l'École Polytechnique supérieure de Prague, et qu'il a sans aucun doute, tous les moyens matériels et les relations scientifiques ou sociales nécessaires aux fins que vous poursuivez.

Quoiqu'il est superflu de l'ajouter, je dois déclarer qu'il m'est particulièrement agréable de vous confier cette mission, et que j'ai pleine confiance que vos efforts, votre préparation, votre patriotisme, votre longue expérience et votre travail, répondront pleinement à ce que le soussigné attend d'eux.

Que Dieu vous garde.

Signé : ARTHUR DEL RIO,

*Ministre de l'Instruction publique.*

A Monsieur le Dr Don Ramon Araya Echeverria.

*A. Santiago.*

IV. — **Note de M. Moïse Vargas, sous-secrétaire d'Etat, répondant à Sa Magnificence le Dr Jules Stoklasa, Président du Congrès, et l'informant, au nom de M. le Ministre de l'Instruction Publique du Chili, de la délégation spéciale confiée au Dr Araya Echeverria par son Gouvernement.**

---

RÉPUBLIQUE DU CHILI

Ministère de l'Instruction Publique

A. V. B.

N° 849.

Santiago, le 1er juillet 1912.

Monsieur le Président,

M. le Ministre d'État au département de l'Instruction publique a accueilli avec le plus vif intérêt la très honorée note que Votre Seigneurie a bien voulu lui adresser le 18 mai dernier, et dans laquelle vous lui exposez que « le Dr Don Ramon Araya Echeverria est une des gloires du monde scientifique, qu'il a annoncé au Congrès une communication très importante » et que vous sollicitez du Gouvernement du Chili « au nom du Comité d'organisation du Congrès », qu'il le désigne comme délégué officiel de la République. Votre Seigneurie termine en affirmant que sa présence « donnera un plus grand éclat au Congrès et à la République qui l'envoie ».

M. le Ministre me charge de vous informer que, déférant à votre demande, et faisant le plus grand cas d'une si spéciale et si pressante invitation, il a chargé le dit M. le Dr Araya Echeverria d'assister au Congrès à un titre tout spécial, bien que selon le protocole il ne puisse pas le faire avec un caractère strictement officiel, attendu que celle-ci n'y a pas été invitée par l'illustre représentant du Gouvernement de Sa Majesté l'Empereur d'Autriche (que Dieu garde).

Quoique, à cause du peu de temps qui reste, il paraisse peu probable que le Dr Araya Echeverria puisse arriver au Congrès avant le 31 juillet prochain, date de sa clôture, M. le Ministre n'a pas hésité à le déléguer, espérant que Votre Seigneurie, grâce à sa haute situation officielle et sociale, pourra lui prêter un secours puissant et le mettre en relations avec les savants de votre pays. Ainsi pourront être obtenus, quoique dans des proportions plus restreintes que s'il pouvait assister au Congrès, les résultats scientifiques que Votre Seigneurie poursuit, et pour lesquels il a montré une si haute sollicitude dans la note très estimée à laquelle, par ordre de M. le Ministre, j'ai l'honneur de répondre.

J'ose espérer, Monsieur le Président, que Votre Seigneurie verra dans tout ce qui précède, une preuve du très grand cas et de la haute estime que le Gouvernement fait de l'honneur qui lui revient par suite de l'invitation dont il est question.

Offrant à Votre Seigneurie, au nom de M. le Ministre, et en mon propre nom, les sentiments les plus respectueux et ma considération la plus distinguée, j'aime à me dire, Monsieur le Président, de Votre Seigneurie,

le très obéissant serviteur,

*Le Sous-Secrétaire d'État,*

Signé : Moïse Vargas.

A Monsieur Julius STOKLASA,

Président du VIe Congrès International d'Electrologie et de Radiologie médicales,
Membre du Conseil de Sa Majesté l'Empereur et Roi,
Directeur de l'Ecole Technique supérieure, à *Prague* (Bohême).

**V. — Communication présentée par le Dr Ramon Araya Echeverria au Congrès international d'Électrologie et de Radiologie générales et médicales de Prague.**

---

**Démonstration expérimentale de la découverte de la cause spécifique des maladies mentales et nerveuses, faite au moyen de l'application des lois physico-physiologiques de l'électro-anesthésiologie.**

## TABLE ANALYTIQUE DE CE MÉMOIRE

IX. — De cette genèse, on déduit quel doit être le traitement spécifique et direct de ces maladies. Ce traitement est pleinement réalisé par l'électro-anesthésie.

X. — Limites d'efficacité du traitement électro-anesthésique.

XI. — Ce traitement rationnel, de tous points conforme aux lois physico-physiologiques, est absolument sans danger.

XII. — Conclusion.

*A Sa Magnificence le Recteur de l'Ecole Polytechnique, M. le Dr Jules Stoklasa, Président du VIe Congrès International d'Electrologie et de Radiologie médicales, qui va avoir lieu à Prague (Autriche-Hongrie), du 3 au 8 octobre 1912.*

M. le Dr Ed. Slavik, Secrétaire-Général du Congrès,

J'ai l'honneur de proposer à l'attention du Congrès ce qui suit :

La découverte des lois de l'électro-anesthésie permet d'établir scientifiquement les principes suivants, dans leur genre aussi fécond en conséquences que ceux de Pasteur :

1° Les maladies nerveuses et mentales ne sont, en dernière analyse, que des phénomènes d'électricité animale, consistant dans une suspension ou altération du mouvement vibratoire nécessaire au fonctionnement normal des cellules nerveuses et des organes sensoriels.

Cette hypothèse de la physique biologique trouve une démonstration éclatante dans les phénomènes de l'électro-anesthésie produits par mon instrument de précision gradué.

2° Lorsque la perturbation morbide de l'état vibratoire des cellules nerveuses n'est pas accompagnée d'altérations organiques, rendant impossible la circulation normale du courant nerveux, cette altération de l'état vibratoire peut toujours et sans danger être directement combattue et la santé rendue par l'application du courant électro-anesthésique.

Quelque hardi que paraisse ce principe, il n'est qu'une conséquence rigoureuse de la série d'études, d'expériences et de guérisons, poursuivies sans interruption, depuis trente ans, dans ma clinique.

Or, voici quelques faits de nature à établir que les maladies nerveuses ne sont en dernière analyse qu'une altération de l'état vibratoire des cellules nerveuses, et peuvent être directement et immédiatement combattues par le courant électro-anesthésique.

I. — **Preuve première** (1). — « Au commencement du mois de février de cette année, je commençai à souffrir d'un malaise général et persistant à la tête ; pesanteur et douleurs dans le front et le crâne, symptômes d'une névralgie faciale douloureuse qui s'irritait aux changements brusques de température durant les nuits d'été.

Pendant quarante-cinq jours et autant de nuits je ressentis cette douleur avec une indicible intensité, et, seulement pendant de courts instants, j'obtenais du calme par le crotonchloral, le sulfate de quinine, le benzoate de soude et caféine, l'exalgine et la nervaline de Clermont, qui successivement me furent prescrits par les médecins auxquels je m'adressai.

Le 22 mars, l'inspecteur du septième Commissariat, don Abelardo Yanez, me parla pour la première fois de

1. Les preuves qui suivent sont *textuellement* puisées dans des documents authentiques, revêtus de toutes les garanties désirables.

l'électro-anesthésie, et, plus tard, un autre ami me fit entrevoir l'espérance de ma guérison, me racontant une série de guérisons remarquables de maladies nerveuses, obtenues au moyen de cet appareil; entre autres, celle d'une névralgie faciale, réfractaire à tous les médicaments connus, réalisés sur la personne de la femme d'un médecin distingué, lequel, d'abord hostile à cette nouvelle découverte, se fit ensuite un de ses plus convaincus admirateurs.

Finalement, le Dr Damian Miquel, que je consultais alors, me déclara en toute sincérité, qu'ayant employé tous les principaux remèdes dont disposait la science contre ma maladie et n'ayant obtenu aucun résultat, il me conseillait d'aller voir le Dr Araya Echeverria et de me faire appliquer l'électro-anesthésie.

Je me dirigeai alors vers la clinique de ce docteur (Catedral 1867), où j'arrivai dans un véritable état d'exaspération produit par la douleur. Le Dr Araya Echeverria m'appliqua sans retard son appareil électrique dans la région postérieure du cou, et aussitôt, presque instantanément, je sentis la tête comme endormie, cette sensation se propageant à toute la partie endolorie de la figure. La douleur disparut complètement, laissant place à un calme complet, à une sensation de bien-être indéfinissable et absolu.

Je sortis de chez lui avec une joie profonde d'être si rapidement soulagé, et de penser que tous ceux qui souffrent pourront trouver le même soulagement que moi, grâce à cette invention prodigieuse qui a pris naissance au Chili.

Depuis ce jour je suis complètement rétabli ; je n'éprouve plus aucune douleur aux changements de temps, je puis me lever de bonne heure et vaquer librement à mes occupations. Voilà jusqu'à quel point se réalise ce que l'inventeur, le Dr Araya Echeverria, écrivait dans le *Journal Officiel* de la République du Chili en 1882, pages 891 et 892 :

« L'idéal de la Médecine serait de trouver un agent « anesthésique capable de neutraliser les manifesta- « tions de l'irritabilité fonctionnelle du système nerveux.

« Si par l'électro-anesthésie on peut, par degrés, « atténuer, modifier et suspendre la sensibilité jusqu'au « complet relâchement des muscles, on a trouvé le « moyen de surmonter l'obstacle qui, jusqu'à ce jour, « rendait presque impossible la guérison radicale des « affections nerveuses dans lesquelles la principale mé- « dication indiquée consiste à calmer l'irritabilité du « système nerveux central et périphérique.

« Il suit de là que les névralgies essentielles, rebelles « à tout autre traitement, disparaissent *instantanément* « par ce moyen. »

Pour ma part, je considère comme un devoir, soit envers l'illustre inventeur, soit envers ceux qui souffrent, de faire cette déclaration spontanée, afin de manifester à l'un ma plus profonde gratitude, et d'encourager les autres à chercher la guérison sûre et facile de leurs souffrances nerveuses dans une découverte qui honore notre pays et qui est appelée à rendre d'inappréciables services à ceux qui souffrent de maladies si douloureuses, si difficiles et souvent si impossibles à guérir par les moyens connus. »

Signé : JUAN B. ARANEDA B.

*Sous-Inspecteur du 7e Commissarial.*

Santiago, 3 de Abril de 1897.

(Voir cette application, pages 36-37, « *Lois et applications de l'électro-anesthésie* »).

II. — **Preuve deuxième.** — « Après avoir souffert durant quatre mois d'une *névralgie faciale* extrêmement intense, qui m'empêchait de dormir autant que de travailler, et avoir consulté les Drs Cusman Zorondo à Santiago, Fernandez Santander à Curico et le Dr Morales à Rengo, cette névralgie resta rebelle.

Sur les conseils de la Sra. Maria del Carmen Bascunan de C..., j'eus recours aux applications de l'électro-anesthésie. C'est pour moi un devoir sacré de déclarer qu'à partir de ce jour je me sens complètement guéri. »

Signé : FEDERICO DELGADO.

(Palmilla) Santiago, 17 mars 1897.

(De el Porvenir de 14 de Novembre de 1895.)

III. — **Preuve troisième.** — « Je rends grâce au Dr Araya Echeverria pour la prodigieuse et rapide guérison, opérée sur ma fille, au moyen de son invention : l'électro-anesthésie.

Ma fille souffrait depuis quatre ans d'une maladie nerveuse, suite d'une croissance trop rapide; à ce sujet j'avais consulté les meilleurs médecins, mais sans aucun résultat.

Elle avait des attaques pendant lesquelles elle restait comme morte (catalepsie).

Ces attaques duraient souvent pendant sept heures. Elle ressentait des douleurs dans le cerveau, la tête et les jambes. Suivant le conseil des docteurs, je l'emmenai aux bains de mer; elle en éprouva un certain soulagement. La maladie n'en revint pas moins avec plus d'intensité, et se compliqua d'une paralysie complète des jambes et des bras, et d'un gonflement général de tout le corps qui mettait ma fille dans l'impossibilité de faire même un seul mouvement dans son lit. Désespérée, je l'emmenai chez le Dr Araya Echeverria. Mais ici, ô prodige ! à la première application de son merveilleux instrument, elle put se lever et se soutenir debout durant quelques minutes; elle put aussi prendre quelque aliment, chose qu'elle ne faisait plus depuis un certain temps.

Le jour suivant, au grand étonnement de tous, elle sortit de sa chambre librement, sans l'aide de personne. Depuis lors elle continue de jouir d'une santé parfaite. Ne croyez pas que le docteur exploite ses succès, car il ne m'a presque rien demandé pour une si prodigieuse guérison.

Grâces et reconnaissance à ce charitable et savant docteur ! Dans ma gratitude de mère, je désirerais que Dieu rendît immortels de tels hommes pour le bien de l'humanité. Une centaine de témoins peuvent affirmer la vérité de ce que je dis plus haut. »

Signé : Maxima Armijo de Gonzalez.

Cintura, 34, Entre Capital i Molina.

(De la Union de 25 de Febrero de 1897.)

IV. — **Preuve quatrième.** — « Le soussigné, Alphonse Panajou, citoyen français, résidant au Chili depuis bientôt quarante ans, considère comme un devoir sacré envers le Dr Araya Echeverria de déclarer, par ce témoignage public, qu'il souffrait depuis dix-sept ans d'une *paralysie* des deux jambes, par suite d'un rhumatisme chronique. Dans cet état je ne pouvais marcher que très difficilement avec un bâton.

Pour me guérir de cette maladie, je consultai durant plusieurs années tous les médecins d'Iquique : Drs Jacinto del Rio, Jimenez et Campos, qui me soignèrent avec dévouement, mais sans aucun résultat favorable. Le distingué Dr Flores, du Pérou, me mit à même, cependant, de pouvoir abandonner mon lit et de faire quelques mouvements.

J'allai encore aux bains de Colins, Cauquenes, Chillan, Piura (Pérou), Calientes (Tacna), Aguas de Pica, Chimisa (Tarapaca), consultant les médecins de ces stations, et me faisant appliquer l'électricité dans plusieurs occasions, tout cela sans résultat.

Le lundi, 15 de ce mois, après avoir reçu une application de l'électro-anesthésie de soixante secondes de durée, je sentis une grande chaleur qui pénétrait ma jambe droite, et en même temps je constatai que j'avais recouvré l'usage de cette jambe, à tel point que je pus marcher immédiatement sans m'appuyer sur ma canne, et même monter les escaliers, comme je le fais depuis, au grand étonnement de tous ceux qui me connaissent et des voyageurs de l'Hôtel du Commerce où je suis logé.

En somme, il y a dix-sept ans que je ne sentais pas les forces et la vigueur que je ressens actuellement.

Qu'ils prennent note de cette guérison, ceux qui prétendent avec une certaine malignité que le public ignorant croit que l'électro-anesthésie est de l'hypnotisme, et non pas une étonnante découverte qui s'est opérée de nos jours. »

Signé : A. Panajou.

Février 20 de 1897.

(Voir *Lois et Applications,* page 36).

V. — **Preuve cinquième.** — « Ma femme Carmela Olea, concierge de l'hôpital de Saint-Vincent de cette ville, souffrait, depuis le 23 janvier dernier, d'une paralysie de la jambe droite qui l'empêchait totalement de se redresser et de marcher ; elle ne pouvait se remuer qu'avec une grande difficulté et très lentement, appuyée sur une béquille.

Durant les onze mois qu'elle demeura dans cet état, elle reçut les visites des principaux professeurs et des étudiants en médecine qui assistent journellement aux cliniques de cet établissement, ainsi que des religieuses qui le desservent. Je citerai, entre autres, les docteurs suivants : Dr Manuel Barros Borgono, Marcial Gonzalès, Sierra, Ventura Carvallo Elizalde, Gregorio Amunatogui Solar, Absalón Prado, Germàn de la Fuente, Arturo Brand, Francisco Navàrro, Vicencio, Aliaga et Sanhueza ; et, parmi les religieuses, Sœur Vincento, supérieure : Sœurs Elena, Julia, Teresa et Rafaela.

Quand elle tomba malade, le Dr Orrego Luco, après l'avoir examinée avec attention, lui prescrivit des applications électriques, qui lui furent pratiquées successivement par les Drs Trincado del Villar et Acuña, et plus tard par Mlle Carmela Rodriguez. Hélas ! ces longs traitements ne lui rendirent pas la moitié de ses forces.

Aussi je crois rendre un vrai service aux malades en faisant connaître que, dans la matinée d'aujourd'hui, 14 janvier, le Dr Araya Echeverria a rendu à ma femme le mouvement de sa jambe paralysée avec une seule application de l'électro-anesthésie.

Après trente secondes d'application, la patiente a pu se redresser, se lever sans l'aide de personne et marcher avec liberté.

Dès ce jour, les personnes qui l'ont connue paralysée peuvent la voir aux portes de Saint-Vincent, marchant droite et sans béquilles. »

Signé : Enrique Fourdain.

*Employé à la Clinique du Dr Carvallo Elizalde.*

Santiago, 14 janvier 1898.

(Voir *Lois et Applications*, p. 40.)

VI. — **Preuve sixième.** — (De la *Nueva Republica* del 8 de Marzo de 1898.)

« L'électro-anesthésie vient d'opérer une guérison merveilleuse dans une très grave maladie dont souffrait, depuis cinq longs mois, ma jeune femme, Rosa Arellano de Arellano. Je n'oserais même pas détailler cette maladie si je n'avais en mains les témoignages les plus certains.

Elle se trouvait dans la salle n° 1 des Dames de l'hôpital Saint-Vincent de cette ville, en convalescence d'une forte fièvre typhoïde qu'elle avait eue en septembre dernier, quand, dans les premiers jours d'octobre, on s'aperçut qu'elle avait totalement perdu l'usage de ses deux jambes, au moment où elle voulut se lever. La paralysie de la sensibilité et du mouvement était complète et absolue.

Les D^rs^ Octavio Maira et Angel C. Sanhueza qui l'avaient assistée depuis le commencement de sa maladie essayèrent de combattre cette nouvelle et triste complication. Ils employèrent tous les moyens que pouvait leur fournir la médecine, y compris l'électrothérapie, qui lui fut appliquée pendant quarante-cinq jours par le Sr Gomez, interne de la clinique de ces docteurs.

On chercha vainement des points sensibles où l'application de l'électricité pût amener une réaction et rétablir la contractibilité musculaire perdue. Cette longue série d'applications ne produisit d'autre effet que de mettre en évidence le caractère rebelle et tenace de cette paralysie. Elle prouvait aussi que la cause morbide ne se trouvait pas sur le trajet des nerfs paralysés.

Le mal avait une origine plus profonde et par cela même plus difficile à atteindre. (Il se trouvait localisé dans la moelle épinière, au niveau de la dixième vertèbre dorsale, comme dans le cas précédent.)

Quand je vis que les Drs Maira et Sanhueza conservaient peu d'espoir d'obtenir une guérison, je sortis ma femme de l'hôpital, le 12 janvier, pour la confier aux soins de mon ami, le distingué D[r] don Càrlos Mandiola, Gana. Après l'avoir examinée plusieurs fois, il me déclara, en se basant sur l'état actuel de la paralysée, que « son cas était assez grave et que, supposé qu'on arrivât à une guérison, on ne l'obtiendrait qu'après un temps relativement long ».

Peu de temps après, cet illustre praticien partait de Santiago en vacances; ma femme resta sans docteur qui pût s'occuper d'elle avec la sollicitude que demandait son état.

Je me trouvais dans ces angoisses pendant les derniers jours de février, quand la bonne sœur Rafaela, du même hôpital, me fit part de la guérison opérée par le Dr Araya Echeverria sur la personne de la paralytique Carmela Olea au moyen de l'électro-anesthésie.

Je conduisis donc ma femme à la clinique du Dr Araya Echeverria dans la matinée du 3 mars. On lui appliqua l'électro-anesthésie en présence du *prebendado* de l'Equateur, Señor Campusano, du savant physicien Francisco Colomer, du Sr Pho. Juan Salas Errazuriz, de MM. les Étudiants Grandmesse Marcel et Kern Albert, du Sr. Rafael Gumucio, principal rédacteur de *El Porvenir*, et de plusieurs autres personnes.

Comme la patiente déclarait n'éprouver aucun changement après cette première application, le Dr Araya la fit passer dans une salle voisine, pour répéter, après une heure, la même opération. A onze heures et quart il lui appliqua pour la seconde fois l'électro-anesthésie. Le résultat fut, cette fois, complet et décisif; au bout de quarante-cinq secondes la malade déclara qu'elle sentait toute sa tête endormie, et ensuite que cette sensation, *accompagnée d'un froid intense,* se propageait dans tout le reste de l'organisme.

Par exception, l'application fut prolongée pendant *trois minutes.*

Après que le docteur eut retiré du cou de la malade l'appareil électro-anesthésique, nous vîmes, à notre grand étonnement, la malade abandonner la chaise d'application, et, sans aide aucune nous pûmes revenir chez nous à pied. Il y avait à peine une heure qu'elle ne pouvait pas même se remuer appuyée sur des béquilles. Depuis hier elle est parfaitement débarrassée de sa paralysie et elle marche sans difficulté.

Je ne terminerai pas cette relation sans faire remarquer que le cas de ma femme est une preuve de plus, une preuve sans réplique, de ce que le courant électro-anesthésique, appliqué au niveau du bulbe rachidien, se propage de cet organe au cerveau, et ensuite, par l'intérieur de la moelle, se transmet jusqu'aux nerfs sciatiques qu'il parcourt, rétablissant en eux l'équilibre moléculaire dont la perturbation (ou la différence de potentiel) rendait impossible l'exercice de la sensibilité et du mouvement dans les jambes paralysées.

Toute personne qui a quelques notions scientifiques pourra apprécier, dans ce fait, la différence essentielle qui existe entre les procédés de l'électrothérapie et la science de l'électro-anesthésie (1). »

Signé : Nicolas Arellano y Yecorat,
Correspondant littéraire du *Buenos-Aires* de la Plata.

Santiago, 4 mars 1898.

(Voir cette application, page 41.)

VII. — **Preuve septième.** — « Dans la matinée du 30 août dernier, ma femme, Ana Acevado, se trouva atteinte d'une maladie appelée, m'a-t-on dit, amnésie, qui consiste dans la perte totale de la mémoire, et dans les troubles intellectuels qui sont la suite naturelle de cette perte. A 3 heures de l'après-midi de cette même journée on lui fit une application d'électro-anesthésie, et, grâce à elle, ma femme recouvra l'usage de l'intelligence (2).

Je ne saurais trop remercier le Dr Anguita Stüven, qui me conseilla de recourir au Dr Araya Echeverria et à sa découverte, et qui, par là, a procuré la guérison de

1. Ces réflexions ne sont que la traduction des explications que j'avais moi-même données à M. Arellano pour répondre à ses nombreuses questions.

2. Ce même cas de guérison instantanée de l'amnésie s'est reproduit chez le savant français M. Barthélemy Bedon, et chez plusieurs autres personnes d'une culture intellectuelle plus qu'ordinaire.

ma femme. Depuis ce jour elle est complètement rétablie. »

Signé : CARLOS BORIES.

*Intendant Général de l'Armée du Chili.*

Santiago, 1er janvier 1897.

(Voir cette application de l'électro-anesthésie, p. 28.)

De ces faits, il résulte que l'action curative du courant électro-anesthésique a été à peu près *instantanée* et décisive. C'est au moment où les vibrations du courant anesthésique se propageaient dans les nerfs malades que la douleur, la paralysie, l'amnésie ont disparu pour ne plus revenir. L'affection nerveuse (paralysie, névralgie, catalepsie, amnésie), ne provenait donc que d'une interruption, d'une suspension, d'un arrêt, ou, au contraire, d'une exagération dans l'état vibratoire des cellules nerveuses. En toute autre hypothèse, la simple action vibratoire du courant eût été absolument incapable de faire disparaître pour toujours des névralgies et des paralysies rebelles à tout autre traitement.

Autre remarque : c'est vraiment l'action physique du courant qui combat directement l'excitation morbide des cellules nerveuses, tant sensitives que motrices.

Un jour le Dr Araya traitait un épileptique (M. Emile Arancibia). Au moment de faire l'application, le docteur reconnaît les symptômes précurseurs d'une crise. Aussitôt il augmente l'intensité du courant pour neutraliser physiquement l'excitation qui devait déterminer la crise. Grâce à cette augmentation progressive, le docteur réussit à empêcher tous les effets de l'attaque. Preuve évidente de l'action physique directe et immédiate du courant électro-anesthésique contre l'excitation nerveuse. J'ajouterai encore : *démonstration péremptoire de la parfaite analogie qui existe entre le courant électro-anesthésique et le courant nerveux ; car, sans cette analogie, comment expliquer la conservation, la régularisation et le rétablissement par le courant, de l'état vibratoire normal du système nerveux.*

Si ce sont là, comme le prouvent tant de guérisons opérées, les effets *directs* du courant électro-anesthésique, si celui-ci fortifie *directement* le courant nerveux au point d'arrêter une attaque d'épilepsie, ne serait-il pas rationnel de dire que l'identité d'effets suppose l'identité de nature ?

Mais cette guérison de maladies nerveuses et mentales par l'action directe d'une cause physique n'est-elle point contraire à la saine psychologie?

C'est un principe généralement admis depuis Aristote, à travers tous les âges, et par tous les physiciens, que « le mouvement local (1) est l'instrument de tous les phénomènes corporels, voire même des phénomènes vitaux » (Voir Albert Farges : *Acte et puissance*, page 46). Toute force organique ou inorganique en action, suppose nécessairement, comme condition de son activité, le mouvement local, c'est-à-dire un mouvement de trans-

1. On entend ici par mouvement local, tout mouvement qui se produit dans un lieu (dans l'espace), v. g. tout mouvement intra-moléculaire, vibratoire, de rotation ou de translation, etc. (Cf. *Les Atomes*, par Clerk Maxwel).

lation, ou tout au moins un mouvement vibratoire moléculaire.

C'est ainsi que l'action lumineuse, par exemple, suppose un certain état vibratoire des molécules du corps lumineux. Diminuez ces vibrations, l'intensité de l'action lumineuse diminue également. Diminuez-les encore au-dessous d'une limite minimum, l'action lumineuse disparaît. Rétablissez-les maintenant, la force lumineuse entrera de nouveau en activité (1).

De même pour la force nerveuse. C'est une force organique du composé humain. Elle a pour fonctions :

*Dans les sens extérieurs*, de permettre de percevoir les qualités sensibles des objets extérieurs : couleur, odeur, saveur, sonorité et résistance.

*Dans les sens internes* : de permettre de percevoir et

1. M. Claude Bernard, dans la *Physiologie Générale*, Paris, 1872, p. 16, dit : *C'est toujours par des textes et des publications précis qu'un auteur peut appuyer ses droits à une découverte.*

Le 25 décembre 1910, M. le Dr Ramon Araya Echeverria inventa un autre appareil de précision gradué qui démontre les relations constantes qui existent entre le courant électro-anesthésique et les lois de la lumière polarisée rotatoire. Le même jour, MM. Domingo Tagle, Daniel Valenzuela Pérez, Luis Valdes Morel, et Abel Arellano, et, après cette date, MM. les professeurs des Sciences physiques, José Audy, Charles Krier, Horacio Valdes Ortuzar et Urbano Mena Concha, virent fonctionner cet appareil. Le 16 janvier 1911, « *El Chileno* » publia une poésie dédiée par M. Abel Arellano à la Exma. Señora Mercedes Valdes de Barros Luco, femme du Président du Chili, dans laquelle il mentionne les effets lumineux, constants et uniformes de ce nouvel appareil.

Cet instrument permettrait, même à des enfants, de comprendre avec facilité la théorie générale des lois physiques et la méthode expérimentale qu'on doit suivre pour les démontrer.

de distinguer entre elles les sensations externes (sens commun); de reproduire et de combiner les mêmes sensations (imagination), et de les conserver (mémoire).

*Dans les nerfs sensitifs et moteurs*, intermédiaires entre les organes périphériques des sens externes et les centres nerveux (couches optiques, corps strié, circonvolutions cérébrales) sièges des sens internes, la force nerveuse a pour fonctions de transmettre les impressions reçues, soit de la périphérie aux centres (cas ordinaires), soit des centres sensitifs aux centres ou aux nerfs moteurs, soit encore, en cas d'hallucination objective, des centres sensitifs de l'imagination aux organes sensitifs externes.

Or, quelle que soit la théorie philosophique que l'on adopte pour expliquer les sensations internes ou externes, il est évident que le fonctionnement normal d'une faculté, par exemple de l'imagination, *a pour condition nécessaire*, le mouvement intra-cellulaire ; en d'autres termes, le mouvement vibratoire des organes où elle réside. Ces organes sont, dans le cas présent, les cellules nerveuses (1) et c'est par là que les causes physiques peuvent influer sur la sensation tant interne qu'externe et sur la motilité.

On comprend, en effet, qu'un état vibratoire très intense dans les centres nerveux de l'imagination et du *sensorium commun* (Voir Farges : Le cerveau : Folie), *empêche de distinguer les hallucinations subjectives des réalités objectives, et produise l'aliénation mentale.*

1. Les fibrilles de MM. Apathy et Bethe, etc...

Ce n'est pas le principe d'action lui-même qui est atteint (comme on le voit clairement dans la paralysie), c'est l'instrument dont il est obligé de se servir qui est détraqué. Ou bien cet instrument fournit à l'agent des renseignements faux ; ou bien, sous son impulsion, il réagit d'une manière désordonnée, comme, par exemple, dans l'agraphie.

S'il n'y a, dans le patient, qu'un état vibratoire excessif des cellules nerveuses, sans altérations organiques considérables, on comprend qu'on guérira directement la maladie mentale en neutralisant physiquement cette irritation.

Mais, comment calmer directement cette irritation nerveuse des centres cérébraux ?

Jusqu'ici aucun médecin n'avait pu le faire ; on osait à peine espérer que ce fût possible, comme le déclarait, en 1900, dans son discours d'ouverture, M. le professeur Lannelongue, président du XIII^e Congrès International de médecine ; de l'aveu de tous, c'est impossible et dangereux avec les machines électriques ordinaires, comme le fait remarquer M. le D^r Gariel (1), et cependant nous venons de voir, qu'avec l'électro-anesthésie rien n'est plus facile.

Voici donc le moment de se demander : Le courant électro-anesthésique a-t-il toujours une action *directe* contre l'irritabilité nerveuse ?

Oui, car cette action de l'électro-anesthésie n'est

1. Avant-propos de la *Technique d'électro-physiologie*, par le D^r J. Weiss.

qu'une application de lois physico-physiologiques aussi certaines et aussi démontrées que la loi de la chute des corps ou les lois physiques de l'induction.

Voici comment j'ai formulé ces lois :

I. — **Première loi.** — Loi du foyer central de la sensibilité.

Il existe dans tous les êtres organisés un foyer unique externe de sensibilité, situé dans la région de la nuque ; foyer qui domine la sensibilité organique (la circulation vibratoire propre du système nerveux), et qui, selon le degré d'énergie électrique avec lequel on l'attaque, produit ou bien l'anesthésie à tous ses degrés, ou bien le rétablissement des facultés sensitivo-motrices.

II. — **Deuxième loi.** — Au moyen des courants électro-anesthésiques, on produit, dans tous les êtres organisés vivants, l'anesthésie partielle ou générale jusqu'à la totale relaxation des muscles ; et, au moyen d'un autre courant, on rétablit l'exercice de la sensibilité et de toutes les facultés qui en dépendent. (Loi de l'électro-anesthésie proprement dite.)

III. — **Troisième loi.** — Loi de compensation physiologique.

Lorsque les facultés sensitivo-motrices ont été partiellement ou totalement suspendues au moyen du courant électro-anesthésique, cet état de suspension se compense de lui-même par une augmentation d'activité des fonctions involontaires dépendantes du système nerveux végétatif.

... Ces dernières considérations indiquent pourquoi la guérison par l'électro-anesthésie n'est pas toujours instantanée.

Très souvent, en effet, l'irritabilité nerveuse provient de causes infectieuses, ou d'autres causes, qui ne sont combattues par l'électro-anesthésie qu'*indirectement* et en vertu de la loi de compensation physiologique. Quelquefois, par exemple, l'irritabilité nerveuse du système sensitivo-moteur et l'aliénation mentale tirent leur origine d'un désordre profond dans les fonctions de nutrition générale (Esquirol), ou sont accompagnées de ce désordre. C'est ce que démontrent les guérisons de M^mes^ Mercedes Gonzales Izquierdo, Rosa Arellano, etc. (Voir *Lois et applications de l'électro-anesthésie*, an. 1899, p. 22, 24, 25, 27, 30, 33, 35, 37.)

Quelles sont les limites d'efficacité du traitement indiqué ci-dessus ? Il n'en existe point d'autres que celles mêmes de la loi de l'électro-anesthésie. Là où l'application de cette loi est impossible, il n'y a pas lieu au traitement électro-anesthésique. Il est évident, en effet, que toute altération organique, de nature à détruire sur un trajet plus ou moins considérable la substance des cellules nerveuses du cylindraxe, rend, par le fait même, impossible la propagation du courant électro-anesthésique jusque dans les parties atteintes. Aussi, en parlant de l'efficacité du courant électro-anesthésique, ai-je eu soin d'excepter tous les cas d'altération organique de nature à rendre physiquement impossible la circulation normale du fluide nerveux.

Mais, lorsque la première application ne produit pas la guérison, comment reconnaître qu'il n'y a aucune altération organique s'opposant au rétablissement des fonctions sensitivo-motrices ?

L'application elle-même fournit un moyen très sûr. Lorsque le courant électro-anesthésique pénètre jusque dans les circonvolutions frontales, on a une preuve physique de ce que le système sensitivo-moteur ne présente aucun obstacle insurmontable (1).

C'est sur ce fait que le Docteur s'est appuyé plusieurs fois pour s'engager *par écrit* à guérir, dans un laps de temps déterminé, certaines maladies confiées à ses soins. C'est ainsi qu'il a pu s'engager publiquement à guérir Mme Mercedes Gonzales Izquierdo, Mlle Mercedes Fierro y Flores; Mme Y..., Mlle Leovina del Valle, etc.

L'application de l'électro-anesthésie n'offre-t-elle aucun danger ? Nous pouvons répondre à cette question par les paroles mêmes des docteurs de la Union Medica : « A notre avis (cette application) ne présente aucun « danger », « *...à nuestro juicio, sin peligro alguno.* »

(Voir : *Leyes y Applicaciones de l'Electro-Anesthésia*, p. 11.)

Ajoutons à ce témoignage ce fait bien suggestif : Depuis trente ans que le Dr Araya emploie quotidiennement l'électro-anesthésie on n'a jamais pu lui reprocher *un seul* accident grave occasionné par l'application de

1. Voir : *Lois et Applications*, guérison de M. Silva Baltra dans l'année 1894.

sa découverte. L'application électro-anesthésique ne peut être dangereuse que dans deux cas :

1° Lorsque des complications provenant de maladies organiques, par exemple de maladie du cœur, rendent certains organes vitaux trop faibles, pour résister à la réaction qui suit l'application électro-anesthésique.

On peut toujours éviter ce danger par un examen attentif du malade, et par une application très atténuée, que j'appellerai *diagnosticale*.

2° Dans le cas où le malade aurait été déjà soumis à de violentes décharges électriques, capables de désorganiser les cellules vitales, ou de rompre brusquement toute circulation nerveuse, tant dans le système sensitivo-moteur que dans le système du grand sympathique, comme, par exemple, dans un cas de sidération par la foudre.

Tels sont les faits qui ont été sérieusement examinés par la savante section de physiologie et de médecine de l'Académie des Sciences de Paris. L'explication scientifique des mêmes faits avait été déjà publiée par moi, et admise par plusieurs savants, avant que l'Académie décidât dans sa session du 21 octobre 1907 de mentionner ma communication dans les comptes rendus de ses séances.

Ci-joint une copie de ma communication à l'Académie des Sciences, en date du 13 septembre 1907. J'ajouterai que, depuis l'année 1899, mon traité : *Lois et applications de l'électro-anesthésie* est connu de beaucoup de savants et de sociétés savantes de l'Ancien et du

Nouveau Monde. (Voir *Académie des Sciences, Comptes rendus des séances de l'année* 1907, vol. II. *Table des Auteurs,* page 1477, *Echeverria Araya Ramón, et Séances du* 21 *octobre* 1907, page 698.)

Daignez agréer, Monsieur le Secrétaire, l'assurance de ma plus parfaite considération.

Dr Ramon Araya Echeverria.

Bordeaux (France), le 8 septembre 1912.

## DOCUMENTS ET PIECES JUSTIFICATIVES

N° 1. — Un exemplaire de mon traité : *Lois et Applications de l'Électro-Anesthésie.* Santiago du Chili, année 1899, imprimerie Barcelone, chez M. Ignace Barcells.

N° 2. — Un exemplaire de mon mémoire au Ve Congrès d'Électrologie et Radiologie médicales de Barcelone, 1910.

N° 3. — Un exemplaire de ma Communication à l'Académie des Sciences de Paris, 13 septembre 1907.

N° 4. — Comptes rendus des Séances de l'Académie des Sciences du 14 et du 21 octobre 1907.

N° 5. — Les trois grandes Inventions des XVIIIe, XIXe et XXe siècles. (*La Union* de Santiago de 16 de Mayo de 1912.)

N° 6. — L'appréciation critique du savant physicien, M. Médard Alduàn, membre du Congrès de Chimie de Saragosse (Espagne).

N° 7. — Deux photogravures qui accompagnaient ma Communication à l'Académie des Sciences de Paris du 13 septembre 1907.

N° 8. — Un exemplaire du *El Chileno* de Santiago du 26 mai 1912. Profunda revolucion cientifica producida por las Leyes de la Électro-Anesthésia y los descubrimientos anatómicos de MM. Apathy y Bethe en Europa.

N° 9. — Deux lettres : 1° du Dr Araya Echeverria à la Direction du Journal *La Union* de Santiago, 1912; 2° de la Direction de *La Union* à M. le Dr Ramón Araya Echeverria.

N° 10. — Un exemplaire de *La Revista Medica* de Santiago de Chile del quince de Junio del año mil ochocientos ochenta y dos (1882) : *La Electro-Anestesia.*

## VI. — **Séance solennelle d'ouverture du VIe Congrès d'électrologie de Prague,** *dans la grande salle d'honneur du Muséum, le 3 octobre 1912.*

. . . . . . . . . . . . . . . . . . . .

. . . . . . . . . . . . . . . . . . . .

. . . . . . . . . . . . . . . . . . . .

**Discours du Dr Rámon Araya Echeverria, délégué spécial du Suprême Gouvernement du Chili.**

Altesse Sérénissime, (Monsieur le Prince de Thun).
Monsieur le maire, (de la ville capitale de Prague).
Eminence, (Monseigneur le cardinal, archevêque de Prague).
Monsieur le Président du Congrès, (Sa Magnificence M. le Dr Julius Stoklasa).

MESDAMES,

MESSIEURS,

Dans sa note du 1er juillet dernier, le Suprême Gouvernement du Chili a déjà exprimé ses sentiments de haute et respectueuse considération à Messieurs les Ministres de l'Empire d'Autriche-Hongrie, et aux membres si distingués du Comité d'organisation de ce Congrès. Il a été très sensible à l'honneur que vous avez fait à la nation chilienne et à moi-même en sollicitant mon envoi à ce Congrès comme délégué spécial du Chili.

Il ne me reste donc plus qu'à présenter moi-même l'hommage de mon plus profond respect et de ma vive gratitude à ce haut tribunal, composé de tant de personnes illustres du monde social et du monde scientifique, qui se sont réunies de tous les points du monde, et qui se donnent la main pour travailler ensemble à l'avancement des sciences médicales et au soulagement de l'humanité souffrante.

Je vous suis profondément reconnaissant, messieurs, d'avoir bien voulu me fournir l'occasion de faire connaître au monde savant, dans cette solennelle assemblée, l'œuvre à laquelle j'ai employé mes jours et mes nuits, et à laquelle j'ai consacré ma vie tout entière.

Pour des raisons toutes particulières, — qu'il n'est pas opportun d'exposer en ce moment, — vous voudrez bien m'excuser de vous donner, dès à présent, un aperçu très succinct de cette loi fondamentale de l'électro-anesthésie que je suis venu vous exposer, et dont j'ai fait, de 1880 à 1882, la découverte et la démonstration.

Des documents authentiques, joints aux communications déjà faites ou à faire dans ce Congrès, fourniront, à ceux qui le désirent, des renseignements plus complets.

1° J'ai découvert que l'électricité, appliquée *d'une manière toute particulière* au bulbe rachidien, au moyen d'un instrument de précision gradué inventé par moi, a la vertu de guérir, après les avoir momentanément reproduites, toutes les maladies mentales et nerveuses *sans lésion organique.*

2° L'effet premier du courant ainsi appliqué est une anesthésie plus ou moins complète, rigoureusement proportionnelle, d'une part à la quantité et à la tension du courant, d'autre part à la résistance vitale propre à chaque individu.

3° Cette anesthésie présente 3 degrés principaux.

Dans le premier, on éprouve comme un fourmillement qui s'étend, en ondes concentriques, du bulbe rachidien, dans les hémisphères cérébraux, jusqu'aux lobes frontaux. On n'éprouve aucune secousse semblable à celles que produisent les machines électriques ordinaires.

La sensation éprouvée ressemble un peu à celle qu'on ressent dans le petit doigt après s'être heurté le coude contre un objet résistant.

4° Au deuxième degré, la même sensation d'engourdissement se répand jusque dans le reste du corps, *affectant tout particulièrement les parties malades, et déterminant, selon la maladie*, soit une vive douleur localisée sur certains points, soit des convulsions, soit la raideur tétanique, soit la simple paralysie.

5° Au troisième degré vient s'ajouter, de plus, la perte totale de la connaissance, et l'absence complète de toute sensibilité.

6° Ce qui distingue de toute autre l'anesthésie produite par le courant électro-anesthésique, c'est *qu'elle est ordinairement accompagnée des principaux symptômes de la maladie*, en présence de laquelle on se trouve ;

ce qui, entre parenthèses, *permet de la diagnostiquer avec précision*. Mais, cette anesthésie n'est jamais accompagnée d'exaltation de l'imagination ou de la sensibilité externe.

Même lorsqu'elle reproduit les terribles convulsions de la folie de forme hydrophobique, de l'hystéro-épilepsie, de la catalepsie ou de la tétanie générale, *elle ne laisse après elle aucun trouble dans l'organisme*. Elle n'altère jamais les mouvements respiratoires, ni le rythme des battements du cœur. Au contraire, l'anesthésie est compensée par une grande activité des fonctions organiques dépendant du système nerveux végétatif, comme cela se produit dans le sommeil naturel.

Tels sont, en résumé, les principaux points de ma loi fondamentale de l'électro-anesthésie.

J'aurai l'honneur de les démontrer expérimentalement devant vous dans notre huitième session.

(Chaleureux applaudissements de tout le Congrès.)

VII. — **Séance solennelle du 8 octobre 1912, dans le grand amphithéâtre de l'École Polytechnique. — Le Dr Araya y présente un certain nombre de personnes qu'il a électro-anesthésiées. — Reproduction publique de plusieurs expériences. — Félicitations adressées au Docteur. — Allocution de clôture.**

---

. . . . . . . . . . . . . . . . . . . . . . . .
. . . . . . . . . . . . . . . . . . . . . . . .
. . . . . . . . . . . . . . . . . . . . . . . .

Mesdames,

Messieurs,

Vous connaissez déjà les raisons pour lesquelles j'ai fait un résumé court mais complet de ma théorie physico-physiologique, dans la première session d'ouverture de ce Congrès.

Maintenant je vais vous démontrer expérimentalement la loi fondamentale de l'électro-anesthésie, et les trois degrés physiologiques qui la composent. Ma démonstration sera courte, étant donné le peu de temps accordé par le règlement à la lecture de chaque communication; mais j'espère qu'elle paraîtra décisive et péremptoire à tout esprit capable de remonter des phénomènes aux causes et d'étudier à fond une question.

Voici ma preuve :

Toute la science de l'électro-anesthésiologie, qui demanderait pour être convenablement développée une année entière dans une École de Médecine, a pour fondement l'introduction méthodique d'un courant électrique spécial dans le bulbe rachidien. Ce courant se propage d'abord dans le cerveau, puis dans le reste du système nerveux, suivant la direction naturelle des nerfs, et manifestant plus particulièrement son passage dans les parties malades. Il agit donc d'une manière élective. Ses effets internes augmentent ou diminuent sensiblement à mesure que l'on augmente ou que l'on diminue la quantité et la tension du courant électro-anesthésique. Vous savez tous que c'est précisément *cette proportionnalité constante entre deux phénomènes que la physique générale demande pour établir entre eux des relations de cause à effet, et pour démontrer avec certitude l'existence d'une loi physique.*

L'instrument de précision gradué électro-anesthésique que voici, suffit à démontrer l'existence d'une circulation propre au système nerveux. Il suffit aussi à démontrer et à mesurer les effets internes produits par le courant électro-anesthésique, à régulariser la transmission, la direction et la tension de la circulation nerveuse; enfin à la corriger et à la rétablir, si c'est nécessaire, dans ses perturbations fonctionnelles.

Plusieurs parmi vous ont déjà pu le constater durant la série d'applications expérimentales que j'ai faites dans cette ville de Prague, à l'hôtel Stépân, au Pédagogium de Bubenc, à l'hôpital de Sainte-Elisabeth et que je vais, tout à l'heure, renouveler sous vos yeux.

Vous pouvez voir, ici présents, quatorze ou quinze de mes électro-anesthésiés principaux ; eux-mêmes pourront vous expliquer en détail, un peu plus tard, la sensation toute spéciale produite par le courant électro-anesthésique en se propageant du bulbe rachidien aux hémisphères cérébraux, et ensuite, par la moelle épinière, dans tout le reste du système nerveux périphérique ou dans une partie de ce système, lorsqu'il y parvient.

Ces électro-anesthésiés sont :

Mme Slavick, femme du Secrétaire général de notre Congrès.

M. le Dr Édouard Slavick, Secrétaire général du Congrès.

M. le Dr Rodolphe Jedlicka, Professeur de chirurgie à l'Université tchèque de Prague.

M. le Dr Alexej Záhôr.

M. le Dr Josef Babor.

M. le Dr Léopold Hoffmann.

Tous avantageusement connus et estimés dans cette ville.

M. le Dr Kaichiro Manabé, de Tokio (Japon).

M. le Dr K. Invasaki, de Tokio (Japon).

Mme Anna Baborowa, mère de M. le Dr Joseph Babor.

Mlle Anna Pakernéi, qui habite l'hôtel Stéphán.

Mlle Josepha Broschlorá, cliente du Dr Babor.

Mlle Hedvika Chlapcerá, cliente du Dr Babor.

Jircharê. ê. 6.

Mlle Marie Vrabcová, de la clinique de M. le Dr Jaroslay Lenz Praha, Ujerzd, 595.

M. le Professeur de Physique du PÉDAGOGIUM de Bubenc.

M. le Professeur Engel Pantaléon, du Pédagogium.

M. Zizka Vojtech, étudiant de sixième année au Pédagogium.

M. Tupy Karel, étudiant de sixième année au Pédagogium.

M. A.-V. Fric, publiciste à Prague, et membre de plusieurs sociétés savantes de Russie.

Etc..., etc...

Suivons un peu en détail ces applications.

Le courant est appliqué pendant trente secondes à Mme Slavick, au moment où elle souffre d'hémicrânie et de névralgie faciale gauche; il se propage jusqu'aux circonvolutions pariétales, et la douleur cesse instantanément. Pour guérir radicalement cette infirmité, il faudrait 30 ou 40 applications.

Le courant est appliqué au Dr Jedlicka, souffrant d'une insuffisance de nutrition générale, par suite de l'action funeste des rayons Rœntgen sur son système nerveux; le courant se propage à travers les hémisphères cérébraux jusqu'aux circonvolutions frontales, quoiqu'il soit très faible comme quantité et comme tension, si on le compare à ce qu'il faut d'ordinaire pour produire le même effet sur un homme sain. Ce fait laisserait craindre, pour plus tard, une récidive de l'action délétère des rayons Rœntgen.

Appliqué au Dr Léopoldo Hoffmann, au moment où il souffrait de céphalalgie dans l'hôpital de Sainte-Élisabeth, le courant se propage jusqu'aux circonvolutions frontales. En moins de trente secondes la douleur disparaît complètement.

Appliqué au Dr Joseph Babor, à l'hôpital de Sainte-Élisabeth; au Dr Záhôr, au Dr Kaichiro Manabé et au Dr K. Invasaki, dans l'hôtel Stéphan, le courant se propage en trente secondes, à travers les hémisphères cérébraux jusqu'aux circonvolutions frontales, avec de légères différences de quantité et de tension électro-anesthésiques pour chacun de ces cas.

*Voyons maintenant des cas de propagation dans tout le système nerveux ou dans une partie considérable de ce système.*

Appliqué à M. le Dr Édouard Slavick, Secrétaire général du Congrès, qui souffrait de surmenage par suite d'un excès de travail occasionné par l'organisation de ce Congrès, le courant se propage à travers les hémisphères cérébraux jusqu'aux circonvolutions frontales et ensuite, par la moelle épinière, jusqu'aux vertèbres lombaires, produisant l'engourdissement des deux plexus brachiaux et des nerfs intercostaux ; le tout dans l'espace de trente secondes.

L'appareil électro-anesthésique étant retiré du cou, le Dr Slavick déclare au Dr Jedlicka qu'il ressent une réaction de chaleur très agréable, un bien-être et une détente considérables.

Appliqué à M. Karel Tupy, atteint de rhumatismes dans la région dorsale et dans les deux bras, le courant électro-anesthésique se propage comme dans le cas précédent. Après cinq applications, M. Karel a éprouvé une grande amélioration de son affection rhumatismale.

Appliqué à M. Vojtech, le courant se propage dans tout le cerveau et dans les deux plexus brachiaux.

Appliqué à Mlle Anna Pakernei, qui souffrait de douleurs rhumatismales à la jambe droite depuis trois ans, le courant se propage dans tout le cerveau, descend le long de la moelle, et se communique par les nerfs sciatiques jusqu'aux nerfs tibiaux. En trente secondes, la douleur cesse complètement. Depuis huit jours elle n'a pas reparu jusqu'à cette heure, comme vous pouvez le constater.

Je terminerai cette énumération en rapportant le cas suivant :

Nous nous sommes rendus hier à l'hôpital Sainte-Élisabeth, sur l'invitation expresse du Dr Jaroslav Lenz, en compagnie des Drs Hoffmann et Babor et du publiciste M. Fric. En présence de ces Messieurs et des infirmières de l'hospice, j'ai appliqué le courant à la malade Marie Vrabcova, paralysée du bras droit depuis quinze ans, par les rhumatismes. Sa main était tuméfiée et très endolorie. Le courant se propagea en trente secondes dans tout le cerveau, et de là dans toutes les ramifications du plexus brachial, pénétrant jusqu'aux nerfs palmaires et dorsaux de la main. Comme réaction, la malade sentit d'abord une grande chaleur dans tout le bras et surtout dans la main. Environ soixante secondes après la cessation du courant, elle s'écria : « Ma dou-« leur a complètement disparu ; je peux remuer mon bras

« depuis si longtemps paralysé. » En effet elle se mit à remuer le bras en tous sens.

Les Docteurs présents m'adressèrent leurs plus vives félicitations me disant : « La vérité de votre théorie est « pleinement démontrée. »

Comment, en effet, expliquer tous ces phénomènes sans admettre que du bulbe rachidien le courant électro-anesthésique a pénétré tout le cerveau jusqu'aux racines anatomiques des nerfs qui dépendent de la moelle épinière, et que là il a rétabli, dans la circulation nerveuse, l'équilibre moléculaire dont les perturbations avaient produit la maladie ? Vous savez parfaitement qu'aucune autre machine électrique ne peut produire de tels résultats.

Bien plus, le D$^{r}$ Babor conduisit à mon hôtel M$^{lle}$ Hedvika Chlapcowa, atteinte d'hystéro-épilepsie depuis trois ans. En ce moment elle souffrait d'une névralgie très douloureuse dans la jambe et le pied gauche. Le courant appliqué se propage d'abord dans les hémisphères cérébraux jusqu'aux circonvolutions pariétales, puis, dans l'espace de quinze secondes, il pénètre à travers le nerf sciatique et se fait sentir dans la jambe et le pied malades. J'augmente la tension du courant ; il se propage alors jusqu'aux circonvolutions frontales et dans tous les nerfs de l'organisme. Les douleurs de la jambe gauche et du pied disparaissent immédiatement. Elles n'ont pas reparu jusqu'à ce moment.

(Interrompant en ce moment mon exposition, M. le

Dr Jedlicka me demande de renouveler devant tout le Congrès l'application électro-anesthésique à cette malade, sachant bien qu'il est très dangereux d'appliquer au bulbe rachidien d'un épileptique un courant électrique *ordinaire*. On s'expose alors, en effet, à provoquer une attaque violente.)

J'acquiesce volontiers à cette demande et j'appelle la malade. Je lui applique le courant électro-anesthésique avec une tension de deux volts. Le courant se *propage instantanément* à travers le cerveau et tout le système nerveux jusqu'aux nerfs plantaires. La malade, interrogée par le Dr Jedlicka et le journaliste Fric, répond : « Je sens tout mon organisme complètement endormi ; « c'est une sensation très agréable. » Je la maintiens dans cet état environ trois minutes. Pendant ce temps elle est interrogée par plusieurs congressistes.

Après l'application précédente, M. le publiciste Fric occupe la chaise d'expériences et reçoit une seconde application. Il constate que le courant s'avance dans son cerveau jusqu'aux circonvolutions pariétales antérieures, c'est-à-dire plus avant que la première fois. Il constate aussi que la sensation qu'il éprouve ne ressemble à rien de ce qu'il a ressenti jusque-là.

Les expériences qui précèdent suffisent à mettre bien en relief les conclusions suivantes :

1° Le courant électro-anesthésique pénètre par le bulbe rachidien, et se propage dans les hémisphères cérébraux et se fait sentir jusqu'aux circonvolutions frontales, avant de descendre dans la moelle épinière et les nerfs rachidiens. *Il se fait sentir d'une manière élective dans les parties malades.*

2° Le courant électro-anesthésique, par le moyen de la réaction végétative et thermique qu'il provoque, rétablit l'équilibre moléculaire du fluide nerveux dont la perturbation ou la différence de potentiel est la cause principale et immédiate de toutes les maladies nerveuses et mentales *sans lésions organiques.*

3° Ce rétablissement de l'équilibre moléculaire du système nerveux se fait par une réaction égale et opposée à l'action physique qui l'a produite, et sans excitation ni danger d'aucune sorte.

Ces explications terminées, le Dr Jedlicka m'adresse ces paroles : « Je vous félicite de votre grande découverte. » Le Dr Cisera Salse, Président du Ve Congrès d'Electrologie réuni à Barcelone (Espagne), en 1910, ajoute : « Moi aussi je vous félicite bien sincèrement pour vos grandes découvertes. » Un autre docteur tchèque s'écrie à mes côtés : « Vous êtes, monsieur, le Champion du Monde pour l'électricité médicale ; je vous félicite. » Le Dr Hoffmann, le Dr Babor et beaucoup d'autres, s'expriment à peu près dans les mêmes termes. Les autres membres du Congrès témoignent par des signes non équivoques leur entière approbation.

Les figures schématiques ici reproduites, destinées à expliquer la propagation du courant dans le cerveau, et des photographies représentant dix-sept cas de guérisons remarquables, obtenues par le courant électro-anesthésique, circulant dans l'assemblée.

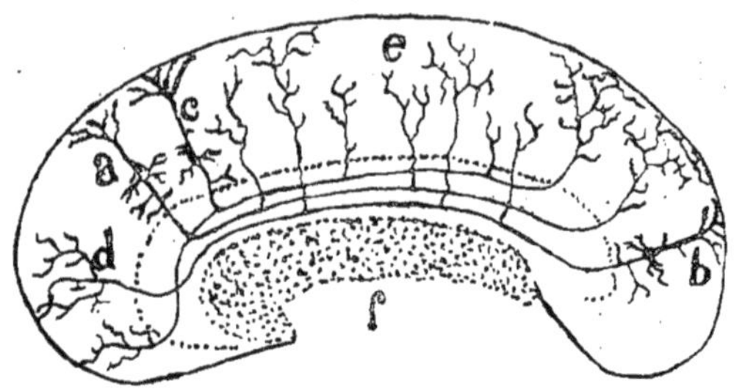


Schéma d'une coupe antéro-postérieure du cerveau montrant la disposition des fibres d'association entre les lobes antérieur et postérieur.

a, b, c cellules pyramidales; d arborisation nerveuse terminale; e arborisations ascendantes des collatérales des fibres d'association; f corps calleux coupé en travers.

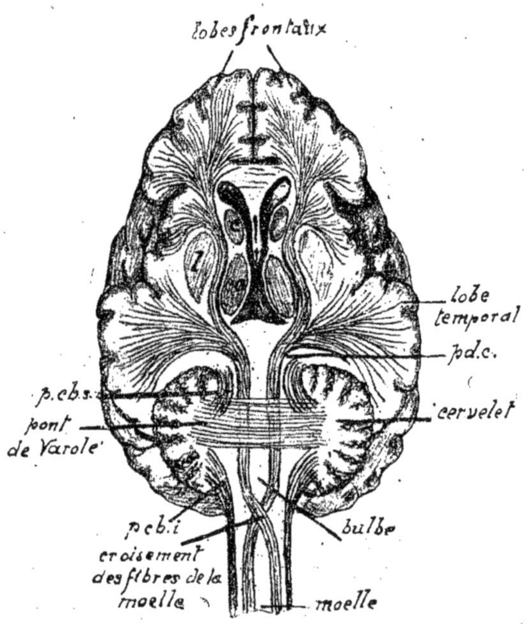

Le Congrès était terminé.

Avant de lever la séance et de prendre congé, le Dr Araya Echeverria adresse quelques paroles d'adieu à l'honorable assemblée. Il termine par ces mots : « Pour témoigner ma reconnaissance à cette noble et chevaleresque cité de Prague, où j'ai rencontré tant de bienveillance et de sympathies dans toutes les classes de la société, je fais une offre aux autorités civiles et scientifiques de cette ville, et j'espère qu'elles voudront bien l'accepter. Qu'elles envoient auprès de moi Mlle Hedoika Chlaccova, cette malade atteinte d'hystéro-épilepsie depuis trois ans que vous avez vue tout à l'heure ; je lui ferai suivre gratuitement pendant un an mon traitement électro-anesthésique, et je crois pouvoir vous promettre que je la renverrai à Prague complètement guérie.

« Vous savez tous que la médecine est en ce moment complètement impuissante à guérir cette maladie, et elle continuera sans doute à l'être jusqu'à ce que soit publiée et enseignée partout la découverte chilienne de l'électro-anesthésie.

« Nous avons constaté que, dans cette malade, le courant se propage dans tout le cerveau et dans le reste du système nerveux. *Il n'y a donc en elle aucune lésion organique.* Ce diagnostic et ce pronostic sont absolument scientifiques et certains.

« J'affirme donc, sans hésiter, que trois ou quatre cents applications électro-anesthésiques suffiront à la guérir. J'ai guéri en Amérique de nombreux cas analogues, ou même des cas plus difficiles et plus compliqués ; par exemple, ceux de M. Claudio Droguet, de M. Alfred Tagle, de M. Georges Silva Baltra, de M. José Maria Ugarte Vial, et de plusieurs autres que tout le monde regardait comme incurables. Ces guérisons bien connues de la haute société chilienne vous sont une garantie de la sincérité et du sérieux de mon offre... »

De nombreux applaudissements répondent à ces paroles.

Le Dr Araya Echeverria sort de la salle, accompagné de plusieurs docteurs, de nombreux étudiants, et des malades qu'il a présentés au public.

## VIII. — Explication scientifique des résultats obtenus par les applications électro-anesthésiques

### Phénomènes de l'électro-anesthésie

Distinguons parmi les phénomènes électro-anesthésiques les phénomènes *fondamentaux* et les phénomènes *secondaires.*

Les premiers sont constants et uniformes comme les loi qui les régissent.

Les seconds sont multiples et variés comme les conditions individuelles qui les déterminent.

Le premier phénomène fondamental est l'introduction, dans l'intérieur même du système nerveux, d'un courant électrique spécial qui produit une sensation de fourmillement, accompagnée souvent d'une impression de chaleur et de bien-être, et d'une suspension, soit complète soit partielle, des facultés motrices et sensitives.

Comme cette suspension des facultés, soit motrices soit sensitives, est une sorte d'anesthésie, aucun nom ne convient mieux à ce repos, à cette suspension des dites facultés par le courant, que celui d'électro-anesthésie.

Ce premier phénomène fondamental en détermine toujours un autre tout aussi important : *la réaction* du système nerveux sensitif et végétatif, réaction toujours égale et opposée à l'action anesthésique.

Tels sont les deux phénomèmes fondamentaux de l'électro-anesthésie. Mais, comme ils se présentent sous différentes formes secondaires, selon les conditions physiologiques ou pathologiques des individus, nous allons les considérer sous ces deux points de vue.

### Phénomènes physiologiques

**Notions physiologiques.** — On distingue dans les fonctions de la vie humaine : les fonctions de nutrition, dont la reproduction n'est que l'extension, et les fonctions de relation.

Le système nerveux du grand sympathique préside aux premières ; le système cérébro-spinal est l'instrument des secondes.

Mais, toute relation implique un échange, une communication, et, par là même, la nécessité de recevoir et celle de donner ; en d'autres termes, dans le cas présent, elle implique des facultés sensitives et des facultés motrices. Aussi, trouvons-nous, dans le système cérébro-spinal, deux sortes de nerfs bien distincts : les nerfs sensitifs et les nerfs moteurs.

L'ensemble des nerfs de chaque espèce constitue, pour ainsi dire, un système spécial, dont les centres particuliers de la moelle ou du cerveau s'appuient sur un centre commun. Ce centre commun serait, d'après le Dr Luys : pour les nerfs sensitifs, les couches optiques ; pour les nerfs moteurs, le corps strié.

Le dernier de ces organes enveloppe à peu près le premier, et constitue avec lui un noyau unique qui occupe le centre du cerveau et qu'on pourrait appeler le foyer central des fonctions de relation.

L'union de ces deux centres s'explique par le fait que le mouvement dépend de la sensibilité.

Si tout mouvement doit être déterminé par une sensation éprouvée dans un organe, ce même organe doit évidemment se trouver en communication immédiate avec le centre même du système moteur, pour déterminer dans n'importe quel point de la périphérie, le mouvement qui correspond précisément à cette sensation particulière.

Ces notions une fois établies, passons à l'explication des phénomènes.

### Explication physiologique des phénomènes électro-anesthésiques

Voici la théorie qui nous semble la plus rationnelle et la plus conforme aux données de la science moderne. Elle se rapporte au mode de propagation du courant, aux différents degrés d'anesthésie, et à la succession de ces degrés.

**Propagation du courant.** — Cette propagation ne se produit point dans les différentes enveloppes des nerfs, qui sont mauvaises conductrices, et qui d'ailleurs sont en défaut sur certains points ; elle a lieu dans le cylindre-axe, ou dans les nervo-fibrilles, tout aussi bons conducteurs qu'un fil métallique (1).

Comme tout autre courant électrique, le courant électro-anesthésique doit nécessairement introduire dans le nerf conducteur un ordre de vibrations correspondant à la quantité et à la tension de ce courant.

D'autre part, le cylindre-axe d'un nerf vivant, d'après les plus sûres données de la science, suppose lui aussi, dans les cellules nerveuses, un état vibratoire et une quantité, et une tension de fluide nerveux variables.

De plus, on ne conçoit guère que ces deux ordres de vibrations différentes coexistent simultanément dans les mêmes cellules nerveuses, sans s'influencer mutuellement ou se neutraliser en tout ou en partie.

Par conséquent, la propagation du courant électro-anesthésique se fait par l'introduction d'un nouvel ordre de vibrations dans le système sensitivo-moteur. Et, comme les vibrations naturelles, ou si l'on veut, l'énergie de la force nerveuse, varient (ainsi que le prouve l'expérience), selon les individus et même d'un moment à l'autre, l'application assez puissante pour endormir complètement une personne faible et délicate, produira à peine le premier degré d'anesthésie dans un homme sain et robuste.

Voyons comment cette sorte de vibrations artificielles produit les différents degrés d'anesthésie.

1. Voir *Broca. Histologie du système nerveux*. Nouvelle conception de MM. Apathy et Bethe.

### Description des différents degrés.

*a*) **Anesthésie.** — Le patient, soumis à l'action du courant électro-anesthésique, éprouve dès l'abord une sensation de fourmillement qui se propage graduellement dans toute la tête, jusqu'aux circonvolutions frontales, en ondes concentriques au bulbe rachidien. *C'est là le premier degré de l'action électro-anesthésique.*

Cette impression est accompagnée d'un sentiment de calme et de bien-être.

Lorsque l'électricité a ainsi pénétré jusqu'aux circonvolutions frontales, si l'on augmente le courant dans une certaine proportion, la même impression de soulagement et de bien-être se propage dans tous les nerfs de la périphérie.

C'est, me semble-t-il, la seconde phase du même phénomène, puisque la sensation est la même dans les deux cas.

Mais si, après cela, on augmente encore la quantité et la tension du courant, on se trouve en présence d'un nouveau phénomène : à l'impression de fourmillement *se joint la suspension complète de l'usage du mouvement.* Le patient voit, entend, parle même, mais il est absolument incapable de se mouvoir. Il est comme sous l'impression du curare. *C'est le second degré de l'électro-anesthésie.*

Enfin, un nouvel accroissement du courant ajoute, à la suppression du mouvement, la suspension totale de la sensibilité. *A ce troisième degré,* le patient est plongé dans un profond sommeil dont rien ne peut le tirer, tant que persiste l'action physique du courant électro-anesthésique.

De plus, chose digne de remarque, ce troisième degré, pas plus que le deuxième ou le premier, n'est accompagné d'aucune excitation, d'aucune hyperesthésie, d'aucune altération du pouls, d'aucun trouble dans les fonctions respiratoires ou nutritives. Il ne laisse pas le moindre malaise après lui, mais seulement une sensation de calme et de bien-être.

*b*) **Réaction.** — Une légère rougeur de la face, des inspirations plus profondes, une plus grande chaleur, indiquent, pendant et après l'application, la bienfaisante réaction du système nerveux végétatif.

Ainsi donc : 1° *l'anesthésie a trois degrés* : *a*) simple sensation de fourmillement produite par le passage du courant dans la masse cérébrale et jusque dans les parties périphériques ; *b*) suspension de l'activité motrice ; *c*) suspension totale de la sensibilité.

2° *Il se produit, dans les fonctions de nutrition, une réaction proportionnelle à l'intensité du courant employé.* Tels sont les résultats merveilleux, constants et uniformes, que présente l'application du courant électro-anesthésique dans les cas de maladies fonctionnelles du système nerveux sans lésions organiques.

## Explication des différents degrés de l'électro-anesthésie

*Troisième degré.* — SUSPENSION TOTALE DE LA SENSIBILITÉ

Pour comprendre l'anesthésie, il faut connaître la sensibilité. Celle-ci est une faculté vitale, organique, destinée à percevoir les objets matériels moyennant leur action sur les organes. Je ne sens les objets extérieurs que parce que ceux-ci frappent mes yeux, mes oreilles, mon odorat, etc. Il y a, dans toute sensation, une impression matérielle sur l'organisme, impression qui n'est reçue que dans les nerfs sensitifs.

Or, il est évident que la réception et la transmission normale de cette impression matérielle exige un certain équilibre dans l'état vibratoire des cellules nerveuses. Le dérangement plus ou moins complet de cet équilibre (par une action physique ou chimique par exemple) empêchera nécessairement, en tout ou en partie, la réception et la transmission de l'impression sensible. *Ce ne peut être, en dernière analyse, que dans cette altération de l'état vibratoire des cellules nerveuses que consiste l'anesthésie.*

Si donc le courant électro-anesthésique produit la plus complète anesthésie, ce ne peut être que parce que l'ordre de vibrations électriques qu'il introduit dans les cellules nerveuses est assez intense pour neutraliser le fluide nerveux et, par le fait même, rendre impossible toute réception ou transmission d'une impression sensible.

Et, comme ce nouvel ordre de vibrations peut être introduit *instantanément* dans le système nerveux, le troisième degré de l'électro-anesthésie peut avoir lieu *instantanément.* Il diffère donc de l'anesthésie provoquée ou déterminée par tout autre agent physique ou chimique connu. Ceux-ci, n'ayant qu'une action indirecte ou réflexe sur les cellules nerveuses, n'agissent que lentement, et produisent souvent sur l'organisme des effets désastreux. Ils ne sont d'ailleurs *susceptibles* d'être *mesurés ni physiquement ni exactement.*

*Deuxième degré.* — SUSPENSION DU MOUVEMENT

Ce deuxième degré n'admet pas d'autre explication que le troisième. De même que la réception et la transmission des impressions sensibles suppose un équilibre dans l'état vibratoire des cellules nerveuses sensitives, ainsi la réception et la transmission d'un commandement sensible suppose à son tour un état d'équilibre dans les vibrations cellulaires des nerfs moteurs.

Si donc le courant électro-anesthésique suspend complètement l'usage des facultés motrices, c'est que les vibrations artificielles qu'il communique aux cellules motrices sont assez nombreuses et assez intenses pour altérer l'équilibre des vibrations naturelles nécessaires à la transmission du mouvement.

*Premier degré.* — SIMPLE FOURMILLEMENT

Comme nous l'avons indiqué plus haut, l'état vibratoire naturel des cellules nerveuses peut être attaqué avec plus ou moins de force, selon la quantité et la tension plus ou moins grandes du courant électro-anesthésique.

Rien donc d'étonnant si, dans certains cas, son action

ne produit qu'une légère altération du mouvement vibratoire nerveux, insuffisante pour empêcher la sensibilité et même le simple mouvement. *C'est ce qui se vérifie dans le premier degré.* La curieuse sensation de fourmillement déterminée par le courant dans la tête et jusque dans la périphérie, indique évidemment l'apparition d'un nouvel ordre de vibrations.

L'expérience de tous les jours, continuée pendant trente ans, démontre que ce changement d'état vibratoire peut être assez faible pour n'altérer ni le mouvement ni la sensibilité.

A l'étude de ce premier degré se rattache un problème aussi intéressant que difficile.

L'altération de l'état vibratoire, indiquée par la sensation de fourmillement, se vérifie-t-elle *à la fois* dans les nerfs moteurs et dans les nerfs sensitifs, ou *simplement* dans les nerfs moteurs ?

Je crois, pour ma part, qu'elle a lieu à la fois dans les deux systèmes : les nerfs de chaque espèce sont aussi bons conducteurs les uns que les autres.

Mais alors, autre difficulté :

Le courant pénétrant dans les deux systèmes, son accroissement semble devoir être également réparti dans les deux.

Pourquoi donc ce surcroît de quantité ou de tension ne produit-il sur le système sensitif aucun effet visible, tandis qu'il suspend complètement tout le système moteur ?

La seule explication possible se trouve, à mon avis,

dans la différence de potentiel entre les deux systèmes, ainsi que dans les conditions anatomiques de leurs centres respectifs. Les cellules des nerfs sensitifs, servant à des fonctions d'un ordre plus élevé, supposent un état vibratoire beaucoup plus intense, plus parfait, plus compliqué, en vertu de cette loi de la nature qui adoucit les transitions entre les différents règnes jusqu'à des limites qui nous étonnent.

De plus, j'ai constaté que le passage du deuxième au troisième degré exige toujours une augmentation notable dans la tension plus encore que dans la quantité du courant électro-anesthésique.

En outre, *le corps strié,* centre du système moteur, se trouve, par les pédoncules cérébelleux supérieurs, en relations intimes avec le cervelet *dont il reçoit de nombreuses fibrilles que distingue leur couleur jaunâtre,* L'influence de l'innervation cérébelleuse sur les actes du mouvement, surtout au point de vue de leur coordination, est d'ailleurs un fait reconnu. (Voir Luys, corps strié, b.)

Or, il suffit d'un simple coup d'œil sur l'anatomie du bulbe rachidien, l'origine des pédoncules cérébelleux inférieur et moyen (*Sappey Anat.*, Descr., fig. 73-491) et celle des pédoncules cérébraux (fig. 492 et 494), pour comprendre que, même abstraction faite de toute différence de potentiel, les parties motrices offrent à l'action électro-anesthésique un champ plus vaste et plus rapproché que les autres.

L'expérience confirme pleinement ces données anatomiques, en nous montrant le *cervelet, régulateur du système moteur, toujours anesthésié avant le cerveau,*

68

dont les circonvolutions concourent à l'activité des fonctions sensitives internes (1).

Ainsi donc : *bien que le courant électro-anesthésique pénètre dès le premier degré dans les deux systèmes sensitif et moteur, son augmentation, au second degré, ne suspend que les fonctions du mouvement et non celles de la sensibilité, à cause du potentiel moins élevé du système moteur, et aussi à cause du voisinage du cervelet par rapport au point d'application de l'appareil électro-anesthésique.*

Mais, comme le dit le physicien anglais Tyndall, la nature est pleine d'anomalies qu'on ne saurait nullement indiquer *a priori*, et que l'expérience seule peut révéler. (Voir la chaleur n° 109.) Toute exception à une règle entraîne à sa suite d'autres exceptions (H-n° III).

Or, la suspension générale de la motricité ou second degré de l'anesthésie, présente une exception, même dans les cas purement physiologiques. La loi de l'anesthésie est, sur un point, contrariée par une autre loi. Le patient, devenu par l'application complètement immobile et inerte, conserve cependant l'usage de la parole, et peut, bien qu'avec difficulté, ouvrir et fermer les paupières.

D'où vient cette anomalie ?

Ou bien les nerfs moteurs de la langue et de la paupière sont complètement inaccessibles à l'action du courant (ce qui est absolument improbable, puisque dans certains cas pathologiques les nerfs moteurs de la langue sont les premiers atteints) ; ou bien (et c'est là la

1. Voir *Baunis*. Physiologie. Expériences de la suppression du cervelet dans les colombes.

seule explication satisfaisante), ces nerfs moteurs de la langue et de la paupière offrent au courant une plus grande résistance.

Mais alors, d'où vient cette plus grande résistance ?

Ou bien d'une structure particulière de ces nerfs, ce qui est évidemment faux, ou bien de leur anastomose avec des nerfs sensitifs ou végétatifs d'un potentiel plus élevé. En effet, de même que certains nerfs deviennent sensibles par suite de leur anastomose avec des nerfs sensitifs et végétatifs, les nerfs moteurs de la langue et de la paupière peuvent acquérir une plus grande force de résistance au courant électro-anesthésique. C'est ce que confirme l'étude anatomique du nerf Trijumeau et des autres nerfs dont dépend le mouvement des paupières et l'usage de la parole. C'est aussi l'explication que j'ai donnée dans la séance expérimentale du 2 novembre 1894.

D'après cela, la loi qui vient modifier sur ce point celle de l'électro-anesthésie ne serait autre que celle-ci : Le potentiel est plus élevé dans le système végétatif que dans le système sensitif, et dans celui-ci plus que dans le système moteur.

La cause occasionnelle de la rencontre des deux lois est l'anastomose des différents nerfs.

Telle est l'explication scientifique des phénomènes que j'ai produits pendant trente ans, au moyen de mon instrument de précision gradué électro-anesthésique, et que j'ai reproduits à Prague, en présence de nombreux docteurs, depuis le 24 septembre jusqu'au 8 octobre, et pendant la dernière session même du Congrès.

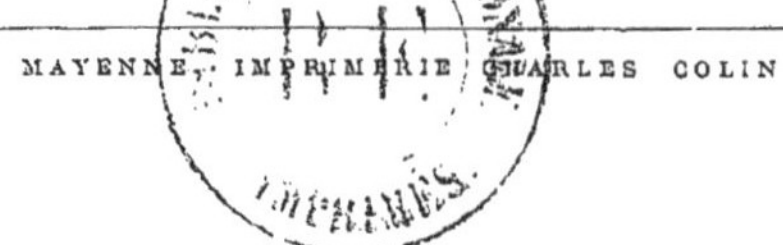

MAYENNE, IMPRIMERIE CHARLES COLIN

www.ingramcontent.com/pod-product-compliance
Ingram Content Group UK Ltd.
Pitfield, Milton Keynes, MK11 3LW, UK
UKHW020418230726
13925UKWH00004B/1508

9 782014 036732

# RÊVE ÉTRANGE

DE

# RANZ L'ALSACIEN

**EN 1870**

HORRORS SANGLANTES ET FANTOMES
SPLENDEURS ET CLARTÉS

LÉGENDE FANTASTIQUE

PAR

CAMILLE ROBERT

*Omne pro Patria per Rempublicam*

PARIS
Imprimerie et Librairie administratives et classiques
PAUL DUPONT
41, RUE JEAN-JACQUES-ROUSSEAU, 41

1884